(4.)

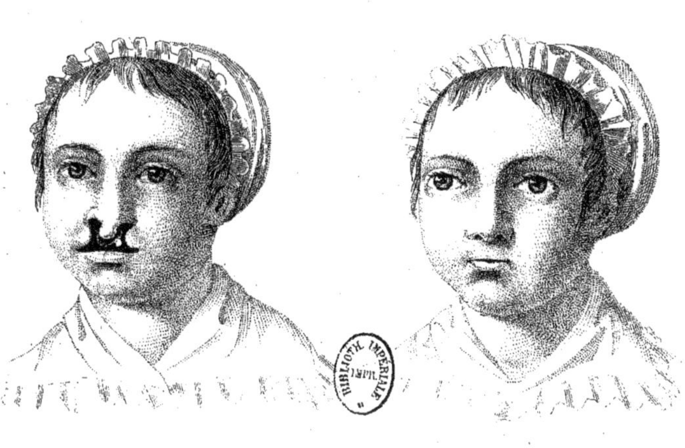

Fig. 1.
Fig. 2.

A MM. LES PROFESSEURS

D E

LA FACULTÉ DE MÉDECINE

DE PARIS.

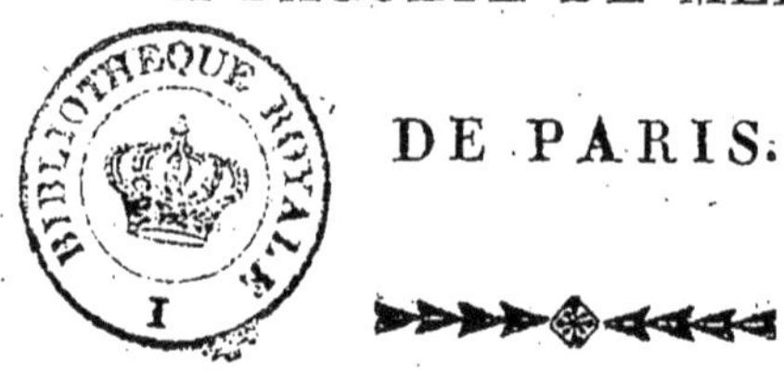

▶▶▶◆◀◀◀

Messieurs,

Les moyens employés jusqu'à ce jour pour la synthèse dans l'opération du bec-de-lièvre, sont tous plus ou moins défectueux. Aucun n'est exempt d'inconvénients ; pas même le bandage-unissant auquel on a généralement accordé la préférence. En effet, dans presque tous les cas, il ne peut suffire sans le concours de la suture, et toujours il dérobe à la vue la plaie qui résulte de l'opération. S'il est trop serré, il s'oppose à la libre circulation des liquides, et occasionne l'œdème de la figure ; s'il ne l'est pas assez, il devient presque nul, et, souvent, à la levée de l'appareil, on trouve des désordres irréparables.

Je ne tracerai pas les inconvénients de la suture ; on les trouve amplement exposés dans les Mémoires de l'Académie de chirurgie ; peut-être dira-t-on qu'ils y sont un peu exagérés. Quoi qu'il en soit, ils ne sont que trop réels.

Rendre le concours de la suture absolument inutile, est depuis long-temps un problème dont personne n'a pu donner encore la solution, quoique plusieurs praticiens distingués s'en soient sérieusement occupés.

Un instrument de mon invention sert parfaitement à résoudre ce problème ; il obvie en outre à tous les défauts que je viens de signaler dans le bandage-unissant.

Le concours de la suture devenu, dans tous les cas, absolument inutile, la plaie conservée entièrement à découvert, les bords de la division maintenus en contact d'une manière immobile et permanente, les pansements rendus faciles, sans que l'on soit obligé de déranger l'appareil, sont autant d'avantages que présente cet instrument ; avantages essentiels qui en produisent plusieurs autres très-importants, et dont je ferai l'énumération.

Je vois avec plaisir que l'illustre Faculté dans le sein de laquelle j'ai fait mes études, est chargée par S. Ex. le Ministre de l'Intérienr de juger du mérite de mon invention. Je viens avec reconnaissance soumettre à mes anciens professeurs le fruit que j'ai tiré de leurs leçons. Elle est toujours présente à ma mémoire l'époque où ils daignèrent me comprendre au nombre des Elèves dont le travail fut récompensé ; je ne vis alors dans le prix qu'ils me décernèrent, que des motifs d'émulation et d'encouragement.

En 1815, je pratiquai l'opération du bec-de-lièvre sur une petite fille âgée de quatre ans. J'employai, ainsi qu'on avait coutume de le faire, le bandage-unissant et la suture entortillée. L'enfant fut guérie ; mais il existe ce qu'on appelle vulgairement un *bec-d'aiguière*, et une petite cicatrice transversale. A la vérité cette cicatrice est presque imperceptible. Doit-on l'attribuer uniquement à la suture ? Ne me laissant point abuser par les apparences, je ne le crois pas. Il est bon d'observer que le troisième jour de l'opération, l'enfant, sur qui les parents ne veillaient pas assez soigneusement, fit une chute et tomba sur un caillou ; le coup porta précisément à l'endroit opéré. Les bords de la plaie furent dilacérés et inondés de sang ; je fus dans l'obligation de rétablir l'appareil, et je jugeai indispensable de re-placer une aiguille.

Cet accident me fit faire des réflexions qui me suggérè-rent l'idée d'un instrument propre à maintenir dans un rapprochement parfait, constant et immobile, les bords de la division.

Pour parvenir à ce but, je m'écartai de la route que l'on suit trop communément. Loin de marcher sur les traces d'autrui et de compulser les auteurs, dont les rai-sonnements quelquefois entraînent, et souvent égarent, je tâchai d'oublier les moyens qu'on avait déjà tentés ; et je fixai uniquement mes vues sur l'effet que je voulais produire.

Le premier instrument que j'inventai, et qui servit à mes premières opérations, produisait très-bien l'effet principal ; mais il avait quelques imperfections. Divers inconvénients, que je reconnus dans la pratique, me déter-minèrent à le changer totalement.

Celui que je soumets à l'examen des commissaires, rem-plit parfaitement le but que l'on peut désirer ; les succès que j'en ai obtenus ne laissent aucun doute. Il est fort simple, et n'est composé de plusieurs pièces, que pour être adapté à toutes les têtes, quelles que soient leur forme et leur grandeur. Ces pièces sont mobiles ; diverses vis de pression servent à les fixer dans l'écartement et dans la di-rection que l'on croit convenables.

Cet instrument s'applique avec une extrême facilité. Pour juger de ses effets, on peut l'essayer sur tel indi-vidu que l'on voudra ; on reconnaîtra aisément ses avan-tages.

1°. Il enchaîne, si je puis m'exprimer ainsi, la contrac-tilité des muscles qui servent aux mouvements des lèvres. C'est en conséquence de cette première et principale propriété , que je lùi donne le nom de *Senostat* , du grec σένωσις , contraction , retirement , et στάω , je suis arrêté.

2°. La compression n'est exercée que sur un point assez éloigné de la plaie, pour que le travail de la nature n'y soit nullement contrarié.

3°. La force compressive est portée à tel degré que l'on veut. Dès qu'il est fixé , il demeure invariable ; car l'instrument a des points d'appui tellement disposés que nul dérangement ne peut avoir lieu.

4°. Les malades n'en éprouvent ni gêne, ni douleur ; c'est à leur propre témoignage que j'en appelle.

5°. Les bords de la division étant mis en contact d'une manière immobile et permanente, la suture est inutile , par conséquent l'opération moins douloureuse et la guérison plus prompte.

6°. La plaie résultant de l'opération reste à découvert ; on peut la déterger et la panser à quelque moment que ce soit, sans déranger l'appareil.

7°. Dans le bec-de-lièvre accidentel et récent, il n'y a pas d'opération à pratiquer ; tout est réduit à un simple pansement.

8°. On peut entreprendre l'opération à tout âge, même au moment de la naissance. Nul doute que cela ne soit trèsavantageux, surtout dans les cas des becs-de-lièvre extraordinaires, où l'arcade alvéolaire est interrompue par manque de substance.

9°. Je me suis assuré par l'expérience que les malades traités par ma méthode, pouvaient, sans inconvénient, parler et prendre de la nourriture le jour même de l'opération.

10°. On n'a rien à redouter ni du rire, ni des pleurs, ni de l'éternuement.

Vous savez que, dans les autres méthodes, on a vu la

secousse brusque, imprimée par l'éternuement, détruire, en un clin-d'œil, des guérisons qui touchaient à leur fin.

Quelque précieux que soient les avantages du Senostat, ne croyez pas, Messieurs, que je me sois borné à la simple invention d'un objet mécanique. Quand il s'agit de faire disparaître une difformité telle que le bec-de-lièvre, il faut ne rien négliger pour qu'il n'en reste point de trace. Or, à la suite des opérations, on voit communément une petite échancrure que l'on appelle *bec-d'aiguière*. Bien persuadé que cela provient de quelque défaut dans la manière d'opérer, j'ai redoublé d'efforts pour y remédier ; et très-heureusement mes recherches n'ont pas été infructueuses.

Pour parvenir à mon but, je me suis proposé les trois questions suivantes :

1°. Dans l'opération du bec-de-lièvre, quels sont les moyens d'obtenir l'union de la lèvre, sans la moindre échancrure ?

2°. Comment produire, d'une manière conforme aux lois de la nature, la petite saillie qui, dans une lèvre exempte de difformité, existe à la partie moyenne inférieure ?

3°. N'est-il pas possible, par une légère opération qui cause très-peu de douleur, de faire disparaître ce qu'on appelle vulgairement *Bec-d'aiguière* ?

Avant de satisfaire à la première question, je crois nécessaire de fixer votre attention sur un avantage qui, selon certains auteurs, est produit par la suture entortillée. « C'est qu'elle sert à former à la lèvre le petit bout ou » l'espèce d'avance qu'elle présente, dans l'état naturel, à » sa partie moyenne inférieure. » *Dict. des Scienc. Méd.*

En s'exprimant ainsi, ces auteurs ne prétendent pas, à la vérité, que la suture soit exempte de graves inconvénients ; mais réduits à la triste nécessité de l'employer, ils

tâchent d'y découvrir tout ce qu'elle peut avoir d'avanta-
geux , ne fût-ce même qu'en apparence.

Messieurs , vous avez souvent pratiqué cette opération ;
vous savez par votre propre expérience que ce prétendu
avantage n'a pas lieu. Tant que l'aiguille inférieure demeure fixée à la lèvre, il y a gonflement de cette partie ; il
semble que le petit bout en question se forme ; mais lorsque la suppuration occasionnée par la présence des aiguilles,
tend vers sa fin , on voit, après la levée de l'appareil ,
le gonflement de la lèvre cesser; on voit le bout , qui n'é-
tait qu'apparent, disparaître , et , à la place, on aperçoit ,
au contraire, la trace d'une commissure , où du moins le
sommet d'un angle rentrant très-obtus , qu'on appelle *Bec-
d'aiguière*.

Pour se rendre raison de la disparition de ce bout , il
suffit de savoir que, dans toute cicatrisation des plaies qui
suppurent, il existe une contractilité concentrique , et que
le gonflement qui accompagne ces plaies , est dû en partie
au développement des *granulations rougeâtres* , appelées
communément bourgeons charnus , lesquels, au moment
de la cicatrisation, s'affaissent et donnent ainsi lieu à cette
contractilité.

Pour se rendre raison de l'angle obtus rentrant que l'on
voit fréquemment après la guérison du bec-de-lièvre , il
suffit de posséder les premiers éléments de la géométrie.

Le bord de la lèvre , regardé horizontalement, présente
une ligne droite. Si nous coupons la lèvre verticalement ,
nous obtiendrons deux lambeaux qui auront deux côtés
libres , formant angle droit. Par conséquent, la partie
divisée sera mise ou maintenue en contact, sans qu'il
arrive aucun changement à la direction des bords de la
lèvre ; mais si nous pratiquons deux sections obliques ,
dans le sens d'un Λ, nous aurons deux lambeaux qui,
par leurs côtés libres , formeront chacun un angle obtus

Or , sur un plan quelconque , deux angles obtus au-dessous de cent vingt degrés , et à un côté commun , donnent lieu , par les autres côtés , à un troisième angle , qui sera plus ou moins obtus , en raison inverse des deux premiers. Donc , en rapprochant les deux lambeaux , la direction de la lèvre représentera ce troisième angle.

Ceci nous conduit naturellement à la solution des questions proposées , et la pratique vient à l'appui de cette théorie.

Pour répondre à la première question, je ferai observer qu'on doit distinguer , dans une lèvre , la portion cutanée et la portion muqueuse. La première , de couleur blanche , est recouverte par la peau ; la seconde , de couleur rouge , est tapissée par la membrane muqueuse. La portion cutanée , dans une lèvre supérieure , est distincte de l'autre par un rebord que l'on peut comparer à un arc de flèche , de telle façon que le milieu forme une petite saillie en bas et en avant. Lorsque j'avive les bords du bec-de-lièvre , je donne à ma coupe, de chaque côté , la forme semi-elliptique, dans l'étendue de la portion blanche. Par l'effet de la juxta-position , la courbure s'efface , et les bords de la division s'alongent en bas. Je donne à la coupe de la portion rouge , la forme d'un angle rentrant de chaque côté , et je fais attention de ne pas couper entièrement jusqu'au bas de la lèvre. De cette manière, j'évite l'abscision des lambeaux , qui me deviennent nécessaires pour tenir la lèvre tendue inférieurement , et pour prévenir la formation du bec-d'aiguière qui , sans cette précaution , a presque toujours lieu. Je conserve à ces lambeaux , qui sont comme des appendices , une longueur de trois à quatre lignes; je les lie à leur extrémité , séparément , avec un fil ciré. En exerçant une légère traction sur le fil, je mets le rebord de la lèvre de niveau. Afin de tenir en contact les appendices, je les embrasse avec un petit instrument que je nomme *extenseur*, et qui me sert à maintenir la lèvre dans un état d'extension de haut en bas.

Une plaque d'argent, à laquelle je donne le nom de *Coaptateur*, me devient très-utile pour mettre dans un rapport exact les parties homogènes, surtout quand il y a interruption dans l'arcade alvéolaire ; en outre, elle garantit la plaie, soit de l'action de la langue, soit du mucus nasal.

Pour répondre à la seconde question, il me suffira de dire que, lorsque je désire former la petite saillie à la partie moyenne inférieure, je donne à ma coupe, dans la portion blanche de la lèvre, une forme plus concave.

Enfin, pour faire disparaître un bec-d'aiguière, l'opération est simple et facile. Il faut pratiquer au bas de la partie blanche, une incision en forme de Λ, qui traverse la lèvre ; il faut surtout faire attention de ne pas couper entièrement jusqu'au bas. Pour faire cette incision d'une proportion convenable, on doit avoir égard à la grandeur du bec-d'aiguiére.

Au moyen de l'Extenseur, on fait descendre la partie qu'on vient d'inciser, et, par l'effet du Senostat, on rapproche les bords latéraux de la nouvelle plaie.

J'ajouterai enfin, Messieurs, qu'il est extrêmement facile de faire disparaître, sans causer pour ainsi dire de douleur, les difformités que l'on voit à la suite des opérations mal exécutées.

Il me paraît inutile de vous donner la description du Senostat, puisqu'il est sous vos yeux ; cependant, pour vous mettre à même d'en juger plus facilement, je vais entrer dans quelques légers détails.

La coulisse est la partie que j'applique sur le front au-dessus des sourcils. Elle est recouverte d'un coussinet au milieu duquel est attachée une bandelette de six à huit pouces de longueur.

Les bras qui glissent dans la coulisse, sont terminés par une olive, et se prolongent environ un pouce en arrière. Dans chaque olive, est enchâssée une tige en acier, ronde, de la longueur de trois pouces, et du diamètre de deux lignes ; vers le bas de la tige, est une coulisse dans laquelle glisse une branche, terminée par une plaque. Cette plaque, longue de douze à quatorze lignes, large de neuf à dix, est recouverte d'un coussinet.

Un petit ruban de fil, attaché à chaque plaque, est fixé, par un nœud, derrière l'occiput, et ramené par dessus la tête, pour être attaché, au moyen d'une épingle, à la bandelette de la coulisse.

Deux autres petits rubans embrassent les tiges immédiatement au-dessous des olives de l'instrument, et sont fixées au synciput avec une ou deux épingles.

Les *Coaptateurs* doivent varier selon que le bec-de-lièvre est simple ou double, avec ou sans interruption de l'arcade alvéolaire. Je soumets à vos yeux celui dont je viens de faire usage pour un bec-de-lièvre double.

Il me reste à vous décrire la manière dont je procède :

Je commence par ajuster l'instrument à la tête du malade ; j'applique sur chaque joue, au-dessous des arcades zygomatiques, un morceau de taffetas gommé, de la grandeur d'une pièce d'un franc.

Je cherche, avec la plus grande attention, à reconnaître le sommet de l'angle du lambeau ; car souvent ce sommet n'est pas apparent, il est même quelquefois tellement arrondi, que l'on ne peut déterminer exactement le point où il se trouve. Quand je l'ai reconnu, j'y trace une petite marque avec de l'encre, et je fais en sorte que cette marque anticipe plutôt vers la lèvre que vers les bords de la division. Quelque minutieuse que soit cette précaution, je pense qu'on ne doit pas la négliger ; elle n'entraîne aucun inconvénient. Si on ne la croit pas absolument nécessaire , on conviendra du moins qu'elle est très-avantageuse. Le chirurgien , au milieu de l'opération , ne sera pas obligé de s'amuser à une recherche qui exige de lui quelque perte de temps, s'il veut que la coupe qu'il va faire soit parfaitement régulière. Or, c'est dans la régularité de cette coupe que consiste , en majeure partie , le moyen de faire disparaître toute difformité.

Pour aviver les bords du bec-de-lièvre , j'emploie des pinces à équerre. Avec cet instrument , que je nomme *Régulateur* , je saisis la lèvre ; je le confie à un aide , pour le maintenir , pendant que je découpe. Je tiens moi-même , de la main gauche , une pince à disséquer , et de l'autre un bistouri. Je commence par la partie rouge , en plongeant le bistouri, dont le tranchant est dirigé vers le haut , de manière à ménager le bas , et pouvoir y conserver un appendice.

Pour faire ma coupe à la portion blanche , je plonge le bistouri au sommet de la division; je le conduis , d'une manière semi-elliptique , vers la marque tracée au bord de la lèvre , et je viens joindre la première coupe.

Un aide , placé à la droite du malade , soutient, contre les gencives , une plaque de plomb , qui sert de goutière pour empêcher le sang de pénétrer dans la bouche , et qui garantit en même tems la gencive de la pointe du bistouri.

Aussitôt que les bords sont avivés , je saisis , entre l'index et le pouce de la main gauche, les plaques du Senostat ; je les dégage un peu des vis de pression , et je leur imprime un mouvement l'une vers l'autre. Les joues se trouvent ainsi entraînées en avant , et le rapprochement des bords divisés s'effectue avec la plus grande facilité. Je fixe alors les plaques en serrant leurs tiges avec les vis de pression ; j'achève ensuite l'exacte confrontation des parties, au moyen du Coaptateur et de petites bandelettes de taffetas gommé. J'emploie de préférence le taffetas couleur de chair , parce qu'il est un peu pellucide , et me permet de m'assurer si la confrontation est parfaite.

Messieurs , il est des cas où le mucus nasal coule abondamment sur la plaie ; vous n'ignorez pas que, s'il s'y infiltrait , il pourrait nuire à la réunion et à la cicatrisation. Dans ces cas, je fais , avec une petite lame de plomb , une sorte de goutière ou de larmier , par dessus lequel glisse et s'écoule le mucus ; j'assujétis ce larmier au moyen du Coaptateur.

Je ne dirai que peu de mots des opérations que j'ai pratiquées dans les départements ; mais je vous entretiendrai des dernières que j'ai faites à Paris. Elles peuvent être considérées comme le complément de toutes les autres ; d'ailleurs , les personnes opérées en dernier lieu se présenteront devant vous , quand il vous plaira de les examiner.

Jean *Méton* , de la commune d'Argelos , département des Landes , âgé de dix-huit ans , né avec un bec de lièvre d'un écartement extraordinaire , fut opéré le 19 mai 1816. La fente s'étendait jusque dans le plancher de la fosse nasale gauche ; l'arcade alvéolaire était interrompue , et laissait un intervalle d'environ un quart de pouce.

Bernard *Broquet* , de la commune de Lacrabe , voisine de celle d'Argelos , âgé de seize ans , fut opéré le 7 juillet 1816 , d'un bec-de-lièvre simple , mais qui s'étendait jusqu'à l'entrée de la fosse nasale.

Etienne *Dupouy* , dit *l'Hermann* , de la commune d'Onard , département des Landes , âgé de six ans , fut opéré le 14 août 1816. Dans un âge plus tendre, on avait tenté deux fois, sans succès, l'opération par le bandage et par la suture. De ces tentatives inutiles , il était résulté une grande perte de substance, puisque chaque fois on avait fait l'ablation des bords de la division. L'écartement était très-considérable, et les lèvres portaient les empreintes des cicatrices difformes occasionnées par les aiguilles.

Marcel, fils de M. *Lamarquette*, notaire royal à Castandet, département des Landes, âgé de vingt-un ans, fut opéré le 11 septembre 1816. Chez ce jeune homme, l'écartement paraissait avoir pris de l'accroissement avec l'âge. Il se trouvait, dans cet écartement, une dent incisive. Quoiqu'elle fût très-saillante et hors de rang, elle était dans une direction naturelle. En opérant par le bandage-unissant, il eût fallu préalablement l'arracher ; je crus pouvoir m'en dispenser, attendu que l'action du Senostat ne porte que sur des points éloignés de la plaie. L'expérience confirma la justesse de mon raisonnement.

La guérison, dans ces opérations, fut très-prompte : chez la plupart, au bout de six jours tout fut terminé ; mais je crus ne devoir abandonner certains malades qu'après une quinzaine.

En 1817, j'ai opéré, à Paris, le petit *Veron*, âgé de cinq ans, rue Saint-Martin, N°. 246, et le petit *Duval*, âgé de quatre ans, rue de la Mortellerie, N°. 89. Ces opérations n'offrent rien de remarquable.

Cette année (1818), on m'a présenté, pour être opéré, le petit Vital *Bonnoure*, âgé de trois ans et un mois, demeurant rue Vieille-Place aux Veaux, N°. 17. Cet enfant était né avec un bec-de-lièvre extraordinaire, et qui le rendait affreux.

On peut en juger par la gravure qui le représente en l'état où il était avant l'opération. *Voyez fig. I.*

La lèvre supérieure, l'arcade alvéolaire, la voûte palatine et la luette étaient partagées en deux. Les lambeaux de la lèvre paraissaient retirés sous chaque aile du nez en forme de mamelon. L'écartement, à l'arcade, était de dix lignes; à la lèvre, il était de quatorze. On apercevait entièrement la voûte et les anfractuosités des fosses nasales.

Au milieu de cet écartement existait une éminence osseuse, de la grosseur d'une noix moyenne. Elle paraissait être une portion isolée des os maxillaires, et présentait une forte saillie très-difforme jusqu'au bout du nez, à la cloison du quel elle adhérait. Elle était garnie d'une dent incisive. D'après le rapport du père et de la mère on y avait vu deux dents dont l'une aurait été enlevée par l'effet d'une chute. Il y avait un petit bouton charnu, au devant de l'éminence, et précisément au bout du nez dont on aurait dit qu'il était un prolongement. Je le considérai comme un petit lambeau de la lèvre, lambeau isolé et placé dans ce lieu insolite par l'effet de la difformité.

Je conserve dans de l'alchool rectifié l'éminence osseuse; on y voit la dent incisive.

Il y a un an et demi que les parents de ce petit malade vinrent à Paris dans l'espoir de le faire opérer. Le père le présenta à l'hospice de la faculté ; et , suivant son dire , M. le baron *Dubois* répondit que cela ne pourrait avoir lieu que lorsque l'enfant aurait atteint l'âge de dix ans. Dans un sens, cet habile et célèbre chirurgien avait raison ; en effet cette opération n'était praticable, dans un âge tendre, par aucun des procédés antérieurs au mien.

Quand cet enfant me fut amené, si l'emploi du Sénostat n'avait déjà été couronné par des succès constants, je n'aurais pas osé entreprendre cette cure, tant le cas était extraordinaire.

Avant de procéder à l'opération, je fus bien aise de montrer le malade à M. le baron *Percy* qui n'est pas éloigné de ma demeure. L'approbation que ce savant praticien donna au plan que je lui communiquai , dissipa toutes les craintes que j'aurais pu concevoir.

J'ai fait cette cure en trois reprises.

La première fois j'enlevai l'éminence osseuse, en conservant le petit bouton charnu auquel je fis prendre adhérence horizontalement sous la cloison du nez. Le petit malade ne parut nullement affecté de cette première opération; le lendemain et les jours suivants il mangeait et se divertissait à son ordinaire.

A la seconde reprise, pour rapprocher et unir les deux lambeaux de la lèvre, je coupai les adhérences qu'ils avaient avec la gencive et dans la fosse canine. Au bout de six jours l'union fut parfaite.

J'avais cessé l'usage de l'instrument lorsque, le huitième jour, l'enfant fut affecté d'un coryza. Je craignis que l'abondance du mucus et la fréquence des éternuements n'occasionnassent quelques accidents; je replaçai le Sénostat. Le coryza parcourut ses périodes, diverses éruptions se manifestèrent à la figure, entrèrent en suppuration et se couvrirent de croûtes. Heureusement les bords récemment unis ne furent le siége d'aucune de ces éruptions, et l'agglutination se consolida.

A la troisième reprise, il fut question d'unir le haut de la lèvre avec le bouton charnu placé sous la cloison du nez. La chose paraissait devoir être aussi simple que facile, la confrontation des parties pouvant se faire sans efforts. Je fus surpris au bout de quelques heures, de voir que, malgré les précautions que j'avais prises au moyen d'une plaque en argent, le mucus nasal s'infiltrait dans la nouvelle plaie et empêchait l'agglutination.

J'eus recours alors à une petite plaque de plomb, longue d'un pouce et demi, large de cinq lignes. J'y pratiquai une échancrure de la longueur de six lignes pour embrasser la cloison du nez. Les cotés de l'échancrure formaient deux petites branches; au bout de chacune j'attachai un fil que je fis passer par derrière la lèvre et que je ramenai par les narines,

Je croisai ces fils, au devant du nez, sur une petite compresse, et je les ajustai au bonnet du malade avec une épingle. Par ce moyen simple j'opposai une digue au mucus nasal , et l'agglutination n'éprouva plus d'obstacles. L'enfant n'a plus de difformité. *Voyez Fig.* 2.

J'ose dire qu'il a subi ces diverses opérations sans témoigner la moindre souffrance; le procédé que j'emploie est si peu douloureux, que le petit malade s'est toujours prêté avec la tranquillité et la résignation d'une personne raisonnable.

François *Bonnaure*, agé de 27 ans, oncle de cet enfant se fit opérer immédiatement après la guérison de son neveu. Il avait un double bec-de-lièvre. La lèvre était fendue jusqu'au bord de l'entrée de chaque fosse nasale ; le lambeau qui se trouvait sous la cloison du nez était , près de moitié, plus court que les autres. Je le détachai de la gencive pour pouvoir l'alonger en bas et lui faire contracter, avec cette gencive , de nouvelles adhérences propres à le maintenir au niveau des autres lambeaux.

Quand j'avivai le bord du côté droit, l'artère labiale fut intéressée; le sang jaillit avec force. En cette circonstance, je reconnus l'utilité du Coaptateur. Il me servit à exercer une compression qui arrêta sur-le-champ l'hémorragie.

Au bout de six jours le malade fut parfaitement guéri. Cependant, Messieurs, ce cas était regardé autrefois comme un des plus difficiles. Nous lisons dans un auteur allemand : *Duobus in locis quando fissum est labium, vix unquam malum curatur.* (Junker, *Conspect. Chirurgiæ.*)

On a long - temps conseillé d'opérer successivement chaque fente, en attendant la guérison de l'une, avant de procéder à l'opération de l'autre; et plusieurs praticiens sont encore de cet avis.

Messieurs, je crois avoir perfectionné le procédé opératoire pour la guérison du bec-de-lièvre. Ce n'est point le hasard, ce sont les lumières que j'ai puisées à votre école qui m'ont conduit à un aussi heureux résultat.

C'est, en quelque façon, votre ouvrage qui aujourd'hui est soumis à votre examen. Certain de votre impartialité, j'ose espérer que mon travail méritera le sceau de votre approbation.

Si, dans ce que je viens d'exposer, je n'ai pas eu le bonheur de m'expliquer avec assez de clarté et de précision pour porter la conviction dans l'esprit de mes juges, s'il leur reste quelques doutes, j'en appelle au tribunal de l'expérience.

Je suis avec respect,

Messieurs,

Votre très-humble et très-obéissant serviteur,

DUDON, D. M. P.,

Rue Saint-Martin, N° 173.

De l'Imprimerie de C.-F. Patris, rue de la Colombe n° 4, quai de la Cité.

www.ingramcontent.com/pod-product-compliance
Ingram Content Group UK Ltd.
Pitfield, Milton Keynes, MK11 3LW, UK
UKHW021052120726
13693UKWH00006B/2574